ÉTUDE

SUR

LA STATION ET LES EAUX

DE

KISSINGEN

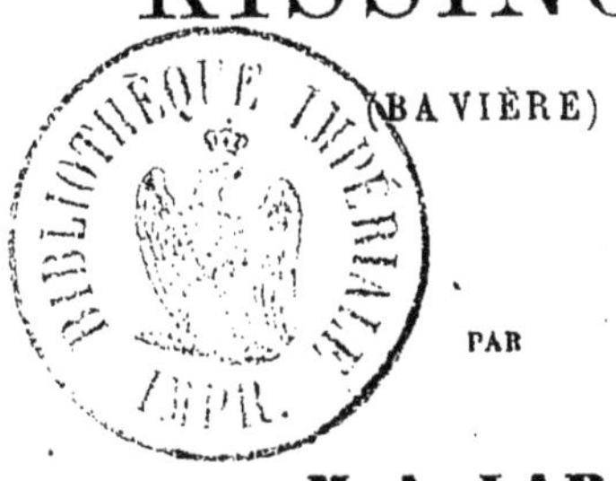

(BAVIÈRE)

PAR

M. A. LABAT

Ancien interne, lauréat des hôpitaux,
Membre titulaire de la Société d'hydrologie médicale de Paris.

PARIS
GERMER BAILLIÈRE, LIBRAIRE-ÉDITEUR
17, RUE DE L'ÉCOLE-DE-MÉDECINE
1866

HOMMAGE

A Mme LA COMTESSE WALSH DE SERRANT

INTRODUCTION

Cette modeste publication m'a été inspirée par le désir de faire mieux connaître en France des eaux que je crois utiles et sérieuses. Elle s'adresse d'abord à mes confrères, puisqu'elle est avant tout médicale ; les personnes étrangères à la science pourront y trouver quelques pages qui les intéressent, mais non ce qu'on appelle un guide. Un séjour de plusieurs semaines à Kissingen, des observations faites sur moi-même et recueillies sur les malades, des communications journalières avec les médecins et les habitants de la localité, m'ont permis de réunir un bon nombre de matériaux. Dans ce travail, j'ai essayé avant tout d'être clair, et j'étais favorisé en cela par les allures naturelles de ma langue. J'ai évité la compilation, à cause du peu de penchant que je me sens à coudre ensemble les idées d'autrui pour en offrir au public le bizarre assemblage. Je n'ai pas voulu nourrir mes premières pages de cet historique banal qui consiste à badigeonner les traits épars des annales d'une petite ville, après avoir fait remonter invariablement aux Romains sa notoriété première.

J'ai dit ce que j'ai vu et ce que j'ai appris des autres, en le soumettant au contrôle de la critique ; j'ai loué ce qui m'a paru bon, et blâmé ce qui m'a semblé défectueux. J'ai combattu certaines opinions des médecins de Kissingen, mais je crois l'avoir fait dans la mesure convenable. Je ne saurais assez les remercier de leur accueil bienveillant et des précieux renseignements qu'ils m'ont fournis. Dans les causeries amicales des docteurs Erhard et Gatschenberger, j'ai trouvé une partie de la substance de mon mémoire. Je garde un excellent souvenir de M. le baron de Parseval, commissaire des bains, dont j'ai mis à contribution l'inépuisable complaisance. Si j'ai un souhait à former pour Kissingen, en échange de son hospitalité, c'est qu'elle conserve longtemps un administrateur aussi distingué. Les Français trouveront en lui presque un compatriote, ce qui est une bonne fortune en pays étranger.

ÉTUDE

SUR

LA STATION ET LES EAUX DE KISSINGEN

(BAVIÈRE)

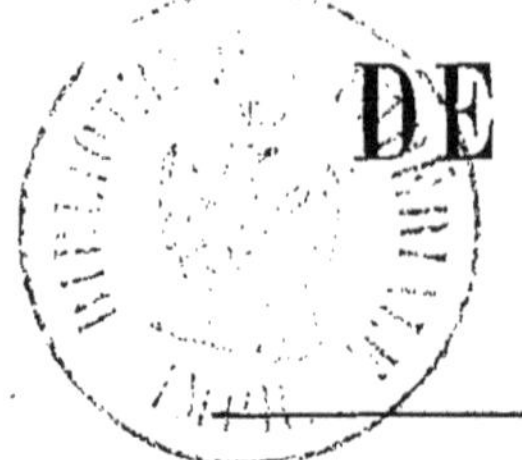

I

ITINÉRAIRE ET TOPOGRAPHIE.

Kissingen est situé au nord de la Bavière, entre Wurtzbourg et Bamberg, presque au centre de l'Allemagne, et par conséquent de l'Europe ; à peu près à égale distance de Munich et de Dresde, de Bruxelles et de Berlin, de Paris et de Vienne, de Londres et de Varsovie. Cette situation privilégiée en fait le rendez-vous des étrangers, parmi lesquels on compte les plus éminents personnages de l'Europe, et même des têtes couronnées.

Le nombre des baigneurs de Kissingen s'est notablement accru pendant ces dernières années. En voici le relevé :

En 1860	4990
En 1861	5203
En 1862	5227
En 1863	6974
En 1864	7482

Ne sont pas compris les visiteurs de passage, ce qui élèverait environ d'un quart le total de chaque année.

Les Allemands y sont naturellement en grande majorité. Ainsi, en 1865, ils y figurent dans la proportion suivante, par rapport aux principales nations :

Allemands des divers États, près de 5000; Prussiens, 1900; Russes et Polonais, 600; Anglais, 300; Français, 200.

Si les Français y vont peu, cela tient à ce qu'en France, et même à Paris, on ne connaît encore des eaux de l'Allemagne que celles des bords du Rhin, et qu'on hésite à s'aventurer au delà. Cependant Kissingen n'est qu'à une quarantaine de lieues de Francfort, étape devenue classique pour les voyageurs (1).

Kissingen est sous le 50e degré de latitude, comme Francfort et les côtes de Normandie; à 200 mètres au-dessus du niveau de la mer, dans la vallée de la Saal, petite rivière qui court du nord au sud, au milieu de grasses prairies et de vastes forêts.

Les coteaux environnants sont admirablement disposés pour le paysage, que domine la ruine pittoresque de Bodenlaube. Élevés de quelques centaines de pieds au-dessus de la vallée, ils ne sauraient mériter le nom de montagnes,

(1) On va de Paris à Francfort par trois voies principales : celle de Cologne, de Metz et Forbach, de Strasbourg. On prend de préférence la ligne de Cologne ou celle de Stasbourg, à cause de la commodité des trains. Je conseillerais d'aller par Strasbourg et de revenir par Cologne, ce qui permettrait de descendre le Rhin en bateau à vapeur.

Il faut un peu plus de dix-huit heures pour se rendre de Paris à Francfort en voyageant la nuit, encore quatre ou cinq heures de chemin de fer de Francfort à la station de Schweinfurt (route de Wurtzbourg à Bamberg), et trois heures de voiture de Schweinfurt à Kissingen. Dans trois ans le trajet se fera entièrement en chemin de fer.

La distance de Paris à Kissingen est sensiblement la même que celle de Paris aux principales stations des Pyrénées (Eaux-Bonnes, Cauterets, Luchon), environ deux cent vingt lieues de chemin de fer, et quelques heures de voiture. — Le prix du voyage en première classe s'élève à une centaine de francs.

qu'il faut réserver à la chaîne imposante du Kreutzberg, distante de quelques lieues, et dont le point culminant atteint 3000 pieds au-dessus du niveau de la mer. Quelques-uns des versants de ces collines se prêtent à la culture de la vigne et produisent un vin blanc léger (*Saalwein*), assez agréable au goût. Les terres voisines offrent des cultures variées; des arbres fruitiers de toute espèce bordent les routes, mais les fruits y sont médiocres, et beaucoup meilleurs à manger en compotes, préparation du premier ordre dans la cuisine allemande. Enfin, la contrée est couverte de bois touffus qui fournissent du gibier en abondance.

Le climat, d'après mes observations et les renseignements que j'ai recueillis sur les lieux mêmes, ne me paraît pas différer sensiblement de celui des environs de Paris. On ne saurait donc prendre à la lettre le tableau séduisant que le docteur Balling en a tracé. Là, comme chez nous, les étés sont sujets à de fréquentes vicissitudes atmosphériques, à des orages étouffants, suivis de jours pluvieux et humides. Pendant le mois d'août, j'ai noté douze jours de beau, huit de pluie, et les dix autres mixtes.

Quoi qu'il en soit, le climat est assez tempéré pour que la saison des eaux se prolonge de mai en septembre. Le mouvement des étrangers, durant l'année 1865, est représenté ainsi qu'il suit :

Mai	1174
Juin	2147
Juillet	2707
Août	1108

Le mois de septembre est l'époque de la grande baisse des prix de toutes choses ; on l'appelle la saison des professeurs, ce qui prouve qu'en Allemagne comme ailleurs, la science cède modestement le pas à la fortune.

On peut dire d'une manière générale que le pays est

sain; mais c'est aller trop loin que d'affirmer, avec M. Balling, qu'on n'y voit presque point de fièvres. M. Erhard, le plus vieux praticien de la localité, m'a appris qu'il avait eu à soigner un assez bon nombre de fièvres continues et éruptives.

Kissingen a bien assez d'avantages réels, sans qu'on cherche à lui en créer de chimériques.

Je connais en effet peu de stations minérales offrant à ses hôtes plus de ressources. La ville est propre et bien bâtie; on y trouve hôtels et maisons garnies confortables, magasins d'objets d'art et de curiosités, cabinets de lecture, théâtre; enfin, salle de réunion ou Kursaal. Je m'arrête un moment sur cet imposant édifice qui frappe tout d'abord les regards par sa colonnade ou galerie, longue de près de 300 mètres, ouverte au levant et fermée au couchant par un mur qui l'abrite des vents et de la pluie. Plus de mille personnes peuvent s'y promener à la fois, et y trouver un refuge contre les injures du temps, abri d'autant plus précieux pour les buveurs, qu'une des extrémités de la colonnade se relie à un pavillon de fer très-élégant, qui domine le bassin commun aux deux sources principales. Le Kursaal se trouve placé entre le jardin des sources et les prairies des deux rives de la Saal, transformées en jardin anglais.

Il est peu de séjours où les promenades soient aussi variées. Deux allées ombragées et soigneusement sablées, longues de 1 à 2 kilomètres, permettent de descendre la rivière jusqu'au moulin (Lindes Mühle), ou de la remonter jusqu'à l'établissement des bains de la saline. On peut faire, dans les forêts voisines, des courses interminables par des chemins bien tracés pour piétons ou voitures, avec des poteaux indicateurs à tous les embranchements. Je rappellerai, parmi les sites les plus heureux, le pavillon de la Max Ruhe, remarquable par son point de vue, et les rendez-vous de chasse de Seehof et de Klaushoff. Les amateurs verront avec plaisir les meubles et curiosités du château d'Ashach, les ruines d'Aura, de Trinberg, et surtout celles de Salzbourg, immenses débris de l'antique palais des Carlovingiens. Les médecins seront plus spécialement intéressés à connaître les deux stations minérales voisines de Bocklet et de Bruckenau (1).

II

LES SOURCES. — ANALYSE ET CARACTÈRES. — MODE D'ADMINISTRATION. — VIE DES EAUX.

Les sources de Kissingen sont au nombre de cinq : trois d'entre elles, le Rakoczy, le Pandur et le Maxbrunnen, se trouvent sur la promenade; les deux autres, le Soolen et

(1) Ces dernières excursions, plus lointaines, se font en voiture et sont tarifées comme les autres; on peut toujours revenir coucher à Kissingen le soir.

Bocklet. — Une lieue et demie à deux lieues d'Allemagne, trois quarts d'heure de voiture. — Hôtel confortable; on y va dîner le jeudi avec des billets pris au Kurhauss.— Établissement de bains, une vingtaine de cabinets. — Source ferrugineuse. — En pleine saison, de 60 à 100 malades.

Bruckenau. — Neuf lieues d'Allemagne, quatre heures de voiture. — Situé dans un vallon solitaire et très-pittoresque; plusieurs hôtels. — Le Kurhauss, bâtiment dans le style d'un temple grec. — Sources ferrugineuses. — 300 à 400 baigneurs par année.

En allant visiter Neustadt et Salzbourg (cinq lieues d'Allemagne, deux heures et demie de voiture), ne pas oublier les bains et sources de Neuhauss, très-chargées de sels purgatifs.

L'ascension du Kreutzberg exige que l'on parte dans la journée de Kissingen, en voiture, pour aller coucher au pied de la montagne, à Bischofsheim, monter de très-bonne heure au sommet, et revenir le jour même.

On peut interrompre agréablement la cure pendant deux ou trois jours, pour aller visiter Wurtzbourg, Bamberg et la célèbre Nuremberg, expression vivante du moyen âge.

Schoenborn, sont placées, la première à 2 kilomètres, la deuxième à 4 kilomètres, aux deux extrémités des salines qu'elles alimentent. Le Schoenborn n'étant point employé médicalement, il n'en sera plus question dans ce travail. Le Soolen Sprudel est célèbre par ses intermittences. Tous les jours, les curieux vont observer ce phénomène à la source qui bouillonne au centre de l'établissement des salines, dans un vaste entonnoir protégé par une balustrade et couronné d'une cloche de verre. Autre circonstance bizarre relative au Soolen, son forage a entraîné la suppression de l'ancienne source Theresian. Je ne saurais insister sur des faits qui intéressent plus directement le naturaliste que le médecin.

L'analyse chimique de ces sources a été faite par Liebig.

Dans une livre d'eau = 7680 grains, sont contenus :

	Rakoczy.	Pandur.	Maxbrunnen.
	Grains.	Grains.	Grains.
Chlorure de potassium.......	2,2034	1,8539	1,1405
Chlorure de sodium.........	44,7133	42,3990	17,5252
Bromure de sodium.........	0,0644	0,0544	—
Nitrate de soude...........	0,0715	0,0271	0,6543
Chlorure de lithium..........	0,1537	0,1290	0,0044
Chlorure de magnésium......	2,3331	1,6253	0,5116
Sulfate de magnésie.........	4,5088	4,5908	1,8246
Carbonate de magnésie.......	0,1309	0,3439	0,5608
Sulfate de chaux...........	2,9904	2,3074	1,0607
Phosphate de chaux.........	0,0431	0,0401	0,0317
Carbonate de chaux..........	8,1482	7,7939	4,6258
Carbonate de protoxyde de fer.	0,2425	0,2028	—
Acide silicique..............	0,0991	0,0315	0,0698
Ammoniaque	0,0070	0,0295	0,0653
Autres sels................	trace	trace	trace
Somme des substances fixes.	65,7024	61,3991	28,0094
Résultat direct............	64,4189	61,2088	28,1252
		Pouces cubes,	
Acide carbonique libre dans une livre d'eau = 32 pouces cubes.	41,77	48,17	41,85
Température de la source (Celsius).............. centigr.	10°,7	10°,7	9°,2
Poids spécifique à 15° centigr.	1,007843	1,006001	1,003410

(Justus de Liebig.)

Dans un litre d'eau.

	RAKOCZY.	PANDUR.	MAXBRUNNEN.
	gr.	gr.	gr.
Chlorure de potassium........	0,287	0,241	0,148
Chlorure de sodium..........	5,822	5,52	2,281
Bromure de sodium.........	0,008	0,006	—
Nitrate de soude............	0,009	0,003	0,085
Chlorure de lithium........	0,02	0,016	0,0005
Chlorure de magnésium......	0,342	0,211	0,066
Sulfate de magnésie..........	0,587	0,597	0,237
Carbonate de magnésie.......	0,017	0,044	0,073
Sulfate de chaux............	0,389	0,3	0,138
Phosphate de chaux.........	0,005	0,005	0,004
Carbonate de chaux..........	1,06	1,014	0,6
Carbonate de protoxyde de fer.	0,031	0,026	—
Acide silicique..............	0,013	0,004	0,009
Ammoniaque...............	0,0009	0,003	0,008
Autres sels.................	trace	trace	trace
Somme...............	8,554	8,006	3,647

(*Annales d'hydrologie*, t. II, p. 245. Liebig.)

Il résulte de l'analyse chimique de ces sources.

Qu'elles sont froides, gazeuses, salines et ferrugineuses; elles appartiennent à la classe des chlorurées sodiques par leur principe dominant. Leurs propriétés physiques sont presque des corollaires de leur analyse chimique.

Prenons pour type le Rakoczy.

Cette eau émerge du sol en bouillonnant; elle est froide, piquante, salée, légèrement amère et atramentaire. Abandonnée à elle-même, elle dégage des bulles nombreuses de gaz, et bientôt louchit légèrement, en laissant flotter des particules rougeâtres. C'est le carbonate de chaux et le sous-carbonate de fer que la fuite du gaz laisse précipiter. L'action de l'oxygène de l'air explique la teinte ocreuse du sel de fer passant à l'état de peroxyde. Ces phénomènes sont favorisés par la chaleur ; mais le gaz est si intimement uni à l'eau, qu'elle conserve son goût piquant, même après avoir été chauffée jusqu'à 60 ou 80 degrés.

L'analyse du Pandur, comparée à celle du Rakoczy, indiquait à priori la presque similitude des caractères physiques de ces deux sources, cependant on s'est efforcé de les différencier. Je regarde ce qui a été écrit à ce sujet par quelques médecins de Kissingen comme des subtilités. Tout ce que je puis accorder, après examen comparatif plusieurs fois répété, c'est que le Pandur est peut-être un peu plus piquant et un peu moins salé que le Rakoczy ; encore, ce sont là des nuances d'autant plus délicates, que les eaux n'offrent point au dégustateur, comme les vins, la ressource des aromes ou bouquets, pour les classer avec certitude.

Le goût fortement salé du Soolen rappelle désagréablement l'eau de mer (1).

Le Maxbrun, ne contenant pas de fer, n'a aucun goût atramentaire, et ne donne en aucun cas de précipité rougeâtre. Il se rapproche des eaux gazeuses de table, ce qui le rend très-agréable à boire. Il est vrai que tout le monde s'accoutume au Pandur et au Rakoczy, qu'on finit même par les prendre avec un certain plaisir.

Les caractères de ces eaux ainsi posés, étudions leur mode d'administration.

On les donne en boisson et en bains.

Le Maxbrun, par sa faible minéralisation, était natu-

(1) Le Soolen, dont l'analyse n'est point donnée dans les tableaux de Liebig, diffère des deux sources précédentes par sa température, 15 degrés R. (18 centigr.), et sa forte proportion d'éléments salins : par exemple, chlorure de sodium, 11gr,5. Il renferme un peu moins de fer et un peu moins de gaz.

rellement appelé à un rôle secondaire pour la boisson et presque nul pour les bains.

Le Soolen, par sa forte proportion d'éléments salins, était indiqué, surtout à l'extérieur et rarement à l'intérieur. Le Rakoczy et le Pandur, renfermant une quantité moyenne d'éléments minéralisateurs, convenaient à la fois sous les deux rapports, et cependant on a établi entre eux des distinctions tranchées : ainsi le Rakoczy ne se prend qu'en boisson et jamais en bains; on donne au contraire des bains de Pandur. Ce n'est pas tout : le Pandur, considéré comme plus anodin, se boit le soir, et semble réservé aux sujets nerveux et irritables ; on pourrait l'appeler la source des dames.

Or, il n'existe aucune raison logique de ces différences, que la tyrannie de l'usage, seule, semble avoir consacrées ; on ne saurait les comprendre, en présence d'une si grande analogie de composition et de propriétés physiques. J'ai interrogé à ce sujet les médecins de la localité. Plusieurs m'ont avoué nettement qu'en cela, ils obéissaient à la tradition et au courant dominateur de l'opinion ; d'autres ont prétendu que l'activité plus grande du Rakoczy s'expliquait par son degré plus élevé de minéralisation (64 grains au lieu de 61 pour une livre) et par la prédominance du fer (1/4 au lieu de 1/5e de grain). Ces arguments sont-ils sérieux, et n'y reconnaît-on pas le même esprit qui a établi avec subtilité les caractères différentiels des deux sources?

Ici il devient nécessaire d'entrer dans quelques développements, en examinant successivement le traitement interne et le traitement externe.

Traitement interne. — Le Rakoczy en est l'agent principal. La dose est de deux à six verres au plus, chaque verre contenant 6 onces, environ 200 grammes. La plupart des médecins, au lieu de procéder par doses progressives et décroissantes, ordonnent d'emblée un nombre de verres déterminé dans tout le cours du traitement. Je ne saurais, pour ma part, approuver entièrement un système qui me paraît transgresser cette loi de thérapeutique générale, à savoir, que l'économie doit être graduellement soumise et graduellement soustraite à l'action des modificateurs; loi posée par la sage expérience des médecins de l'antiquité, et qui m'a paru généralement respectée dans les eaux minérales françaises.

Le Rakoczy est bu le matin à jeun, avec des intervalles de quinze à vingt minutes entre chaque verre; ces intervalles sont remplis par la conversation et la promenade, qui en favorisent la digestion et l'absorption. Le Pandur se prescrit plutôt le soir, également à jeun, tandis que le Maxbrunnen se boit indifféremment à toute heure du jour et même aux repas.

Un assez grand nombre de personnes font chauffer l'eau au bain-marie, dans des chaudières de fonte disposées à cet effet au voisinage des deux sources. M. Balling et M. Rotureau, à son exemple, s'élèvent contre une habitude qui modifie le liquide dans sa composition chimique, en le privant d'une partie de son gaz et en permettant à une portion de ses carbonates de reprendre leur état naturel d'insolubilité. Il est vrai qu'il vaut toujours mieux absorber une eau minérale dans son état de pureté originelle, mais la pratique du chauffage, autorisée du reste par les médecins de la localité, se justifie par deux raisons: la première est l'impossibilité, pour certains malades, d'ingurgiter une grande quantité d'eau froide le matin à jeun, avec une température souvent fraîche et humide; la deuxième est la difficulté que d'autres éprouvent à supporter le gaz carbonique.

La nécessité d'accommoder l'eau minérale aux goûts et aux conditions diverses offertes par les malades a conduit à d'autres expédients : ainsi on la coupe avec du lait de vache ou de chèvre, préparé par des Tyroliens, qui le servent froid ou chaud, suivant les indications ; ce mélange adoucissant est surtout indiqué dans le cas de susceptibilité des muqueuses aériennes. L'addition du petit-lait chaud a l'avantage de dégourdir l'eau sans lui faire perdre autant de son gaz.

On se sert beaucoup aussi du coupage avec le bitterwasser (1) en diverses proportions. On conseillera, par exemple, quatre verres de Rakoczy, dont le premier ou les deux premiers coupés avec un quart, un tiers ou moitié bitter, ou bien on fera précéder le Rakoczy d'un verre de bitter tout pur.

Tels sont les différents mélanges que subit l'eau prise en boisson. Je n'ai pas vu qu'on l'additionnât de sirops émollients ou médicamenteux, comme on le fait ailleurs ; et cela me paraît une lacune à combler, l'expérience nous apprenant que les eaux admettent, au besoin, la présence de correctifs, aussi bien que les autres agents de la thérapeutique.

Le traitement interne peut être suivi ou répété loin des sources, au moyen des eaux naturelles transportées. Celles de Kissingen se recommandaient à l'exportation par le fait

(1) Le bitterwasser est une eau artificielle préparée de la façon suivante. On plonge dans l'eau mère des salines des pièces de bois qui y séjournent longtemps, et sur lesquelles se déposent des cristaux volumineux d'un sel composé que l'on a nommé *bittersalz*, à cause de son amertume, et que l'analyse nous apprend être un mélange de sulfate de potasse, de magnésie et de chlorure de magnésium. Ce bittersalz est dissous dans l'eau du Soolen, après qu'elle a passé par la deuxième gradation sur les fascines et qu'elle a abandonné son fer. On obtient ainsi le bitterwasser par le même procédé que l'eau de Friedrichshall.

même de leur température; mais, au point de vue du voyage, elles joignaient, à l'avantage d'être froides, l'inconvénient d'être gazeuses. L'attention des administrateurs s'est donc attachée à conserver leur gaz. Or, si leur tâche était facilitée par la combinaison assez intime du gaz avec le liquide, il faut dire, à leur louange, que l'opération complexe consistant à emplir les bouteilles se fait avec un soin extrême et une incroyable rapidité. Huit hommes y sont employés à la fois, chacun suivant sa spécialité, les uns puisant, les autres bouchant avec la machine, les autres préparant ou rangeant les bouteilles, tout cela avec des mouvements si bien cadencés, qu'ils semblent presque atteindre à la précision des appareils mécaniques. J'ai constaté, montre en main, qu'on pouvait boucher en moyenne vingt cruchons à la minute, ce qui ferait douze cents à l'heure. En général, tout ce qui se rattache à l'expédition m'a paru très-bien organisé. Aussi l'exportation, que le docteur Granville estimait à quatre cent mille bouteilles ou cruchons en l'année 1862, dépasse-t-elle aujourd'hui notablement ce chiffre. Il faut observer que l'eau des bouteilles se conserve beaucoup mieux que celle des cruchons.

Traitement externe. — Dans la ville, on se sert, pour les bains, de l'eau du Pandur et de celle du Soolen, qui arrive de la saline par un long conduit. Il n'y a pas, à proprement parler, d'établissement; mais chaque propriétaire ayant droit à l'usage des sources, on trouve des bains dans les hôtels et dans les maisons particulières (1).

(1) L'insuffisance des ressources actuelles, en présence du nombre croissant des baigneurs, a fait songer à la construction d'un vaste établissement sur la rive droite de la Saal, avec un pont nouveau qui le reliera à la promenade et aux sources. Les actions sont entièrement souscrites, et l'on espère le livrer à l'exploitation dans très-peu d'années.

Les bains du Kurhaus sont les plus importants et les plus suivis ; ils ont l'avantage d'être chauffés à la vapeur, tandis que dans les maisons particulières, on chauffe encore à l'ancienne méthode. Le chauffage par un courant de vapeur qui traverse l'eau est plus rapide, et lui fait perdre moins de gaz, d'où il résulte qu'elle conserve à peu près sa transparence et qu'elle bouillonne vivement quand on l'agite ; tandis que, chauffée au bois, elle est peu gazeuse, devient trouble, jaunâtre et laisse déposer sur la peau une couche de matière floconneuse et rougeâtre. J'ai vu des malades enchantés de ce que le fer attestât sa présence par ce témoignage matériel ; ils ne savaient pas que plus le précipité est abondant, plus le liquide s'est appauvri par la perte de son gaz et de son fer soluble.

Les bains de Pandur se prennent ordinairement chauds, aux environs de 27 degrés R., d'une demi-heure à trois quarts d'heure de durée. Ceux du Soolen à diverses températures, entre 15 et 27 degrés R., leur durée variant de cinq à vingt minutes. Quand on veut les rendre encore plus excitants, on les additionne de quelques litres d'eaux mères ; il est rare qu'on dépasse 20 litres. Il vaut mieux prendre les eaux du Soolen à la source même, où se trouve un établissement de l'État ; la direction en est bien entendue et confiée au docteur Pfriem, qui y réside. Mais les bains froids devenant de plus en plus à la mode, le nombre des cabinets est tout à fait insuffisant ; on en compte une trentaine assez vastes et bien aérés, situés au rez-de-chaussée. Les baignoires sont en bois et d'énorme dimension, enfoncées dans le sol, avec des gradins pour y descendre et des poignées latérales pour s'y maintenir, en s'y livrant à des mouvements plus ou moins étendus ; elles contiennent de 1000 à 1500 litres d'eau, ce qui fait que les baigneurs y trouvent presque les avantages de la piscine sans encourir les inconvénients parfois réels de la communauté.

La dépense de liquide est bien autrement grande pour le bain avec douches (strahlen Bad) ou le bain avec vagues (wellen Bad). Ce dernier s'accompagne d'un énorme jet qui, arrivant à gros bouillons du fond de la baignoire, agite l'eau avec tant de force et soulève si vigoureusement le corps du baigneur, qu'il peut se faire illusion et se croire un instant battu par la lame de l'Océan. On a voulu en effet imiter les bains de mer. Il fallait qu'on disposât d'une source abondante comme le Soolen, pour se permettre une consommation d'eau qui renouvelle plusieurs fois, en quelques minutes, le contenu d'une baignoire de plus de 1000 litres.

La douche sort d'un bec situé un peu au-dessus de la baignoire, elle est modérée par une sorte de clef laissée à la disposition du baigneur; elle est dirigée à peu près horizontalement et frappe, avec plus ou moins d'intensité, la partie du corps qui lui est présentée.

Les bains de la saline sont chauffés à la vapeur, très-rapidement et à 24 degrés R. au maximum; or, la chaleur initiale de la source étant de 15 degrés R., toutes les variations roulent sur la différence entre 15 et 24, soit 9 degrés R. La durée du bain est en raison inverse de la température : dix minutes à un quart d'heure quand on s'élève au-dessus de 20 degrés, dix à cinq minutes quand on reste au-dessous. Telles sont les prescriptions des praticiens les plus prudents, entre autres des docteurs Pfriem, Welsh, etc.

L'eau du Soolen, déjà concentrée par un commencement de gradation, est employée en bains et en douches de vapeurs salines. Le gaz carbonique, si abondant à la source, est recueilli et distribué par des tuyaux dans l'établissement, où se trouvent, au premier étage, des cabinets pour les bains de gaz et pour les douches de gaz. Les baignoires à gaz sont en bois, fermées en haut par un couvercle mobile qui, une fois en place, ne laisse passer que la tête du patient; on lui entoure le col d'une toile cirée pour intercepter la communication avec l'air extérieur. L'usage est d'entrer dans la baignoire tout habillé. La durée varie de dix minutes à une demi-heure; pendant tout ce temps, le gaz arrive par un tuyau ouvert à la partie inférieure. Les douches de gaz s'appliquent sur les parties malades au moyen de tubes flexibles.

Enfin, on utilise l'atmosphère des salines en faisant promener les malades le long des bâtiments de gradation, où l'eau salée se tamise à travers les fascines.

Il me reste à parler des bains de fange : on donne ce nom à une sorte de tourbe de couleur brunâtre, onctueuse au toucher et imprégnée de divers sels; on l'apporte des marais du Rhön, situés à une distance de plusieurs lieues. Comme elle a été desséchée à l'air pendant des mois entiers, il faut la rendre liquide en la délayant dans l'eau minérale chaude, de façon que le mélange atteigne 26 ou 27 degrés R.

Tels sont les nombreux moyens dont on dispose à Kissingen : sources d'une extrême abondance et d'une minéralisation variée, bains et douches de toute espèce, conditions excellentes pour l'exportation des eaux; ce sont là autant de points importants qui justifient une grande et ancienne réputation.

Je vais maintenant considérer la cure en général.

Elle varie de trois à six semaines, suivant les indications fournies par le malade et les idées du médecin qui le dirige. Elle est poursuivie sans interruption depuis le début jusqu'à la fin, système qu'il faudrait, je crois, modifier aussi bien que celui des doses uniformes, parce que ni l'un ni l'autre ne répondent à tout ce qu'il y a de variable et, pour ainsi dire, de capricieux dans les actes fonctionnels de l'homme, lequel est un être sensible en même temps qu'une machine organisée. Les femmes interrompent forcément le traitement externe pendant leurs règles, mais elles continuent très-souvent de boire sans qu'il en résulte d'accidents. Tout le monde suit le traitement interne, tandis qu'il est ordonné à quelques personnes de s'abstenir plus ou moins complétement des bains. On sait d'ailleurs que certaines constitutions n'en supportent d'aucune espèce.

Voici, en quelques mots, l'emploi de la journée quand on suit le traitement complet :

Dès six heures du matin, le corps de musique arrive en jouant une marche et se range sous un élégant pavillon au centre de la promenade ; tout le monde est déjà descendu (femmes, moines, vieillards), et la foule se presse autour de la balustrade du Rakoczy. Alors commence un mouvement indescriptible de gens de tout âge et de tout sexe, qui se croisent en tous sens, qui rient, qui s'impatientent, qui se perdent, se retrouvent, qui se saluent tour à tour, et cela, en parlant toutes les langues de l'Europe ; je vous laisse à penser quelle cacophonie.......... Ajoutez le bruit des verres qu'on remplit et qu'on rince avec une prodigieuse rapidité, qu'on emporte et qu'on rapporte ou qu'on fait chauffer dans les bassines, le mouvement des marchandes de gâteaux et de fleurs, des Tyroliens qui servent le petit-lait dans leur costume national, et vous commencerez à comprendre l'animation du tableau.

En pleine saison, il peut se rencontrer sur la promenade jusqu'à deux mille personnes allant, venant, causant et offrant les types variés des différents peuples du monde.

En 1865, il y eut à la fois à Kissingen, jusqu'à trois mille huit cents baigneurs (1).

Vers huit heures on prend le café au lait, soit à l'hôtel, soit en plein air, comme à Ems. Les bains sont donnés généralement de dix heures à une heure, et pour être sûr d'en avoir, il faut prendre des abonnements. — A une heure, table d'hôte dans les hôtels, et repas principal de la journée, suivant l'habitude allemande. L'après-dînée se passe à boire le café soit en ville, soit aux environs, selon que le temps favorise ou non les excursions (2). Le soir, on prend encore quelques bains, surtout des bains de gaz à la Saline. Certains jours, de quatre à six heures, il y a concert ou théâtre. A six heures, le corps de musique revient sur la promenade jusqu'à huit, et exécute ses plus beaux morceaux : c'est le moment des toilettes et de la fashion, et si le nombre des promeneurs est encore plus grand que le matin, celui des buveurs est beaucoup plus restreint. Le Pandur, presque oublié dans la matinée, est alors pour le moins aussi fréquenté que le Rakoczy. — A huit heures, souper ; tout le monde se retire vers neuf heures, à moins qu'il n'y ait réunion au théâtre ou dans la salle de conversation, ce qui prolonge par hasard la soirée jusqu'à dix heures. Dès lors

(1) D'après un antique usage, les médecins des eaux viennent dans la matinée donner leurs consultations auprès des sources, à l'ombre des arbres. N'est-ce pas là un reflet des mœurs primitives de la Grèce, où les prêtres médecins entretenaient leurs malades au voisinage des temples et des sources sacrées ?

(2) Je n'ai rien vu de plus animé que les environs immédiats de Kissingen dans l'après-midi. Les lieux de rendez-vous les plus fréquentés par les promeneurs qui ne craignent pas une course de 2 à 3 kilomètres sont : la saline, l'Altenburgerhaus en face de la saline, de l'autre côté de la Saal, la maison du garde de Seehof, l'auberge du Bodenlaube. Les tables de ces chalets-restaurants sont dressées en plein air sur des terrasses où l'on jouit des vues les plus pittoresques ; elles sont littéralement assiégées les jours de beau temps.

tout repose, et l'on n'entend plus aucun bruit humain. — Comparez cette existence à celle de Bade et de Hombourg, où l'on est en Allemagne géographiquement parlant, mais en France sous le rapport des mœurs et des habitudes.

Quelques données hygiéniques compléteront ce court exposé de la vie des eaux.

Les médecins recommandent l'usage de la viande, à l'exception de certaines chairs indigestes, telles que le porc, l'oie et le canard ; ils défendent aussi les viandes trop grasses, à cause de l'acescence, la charcuterie, le fromage et surtout le beurre. — Ils ne permettent qu'en minime quantité les légumes herbacés et les farineux, même la pomme de terre, et point du tout la salade ou les fruits crus ; le café, disent-ils, s'accommode parfaitement à la cure. M. Welsh a fait la remarque, qu'il est alors beaucoup mieux accepté par les estomacs qui le supportaient mal auparavant. On peut y ajouter un peu de lait, mais point de crème. — Le thé et le chocolat sont proscrits ou peu s'en faut, le vin et la bière simplement tolérés pour ceux qui en ont l'habitude ; enfin le repas du matin et celui du soir doivent être légers.

Que les médecins tracent ainsi les lois de l'hygiène alimentaire, c'est assez dans leur rôle ; mais que les malades veuillent bien les suivre, c'est là une véritable anomalie. Chose plus singulière encore, les tables d'hôtes s'y conforment, et vont jusqu'à afficher à la porte de la salle à manger une double liste indiquant comparativement ce qu'on doit et ce qu'on ne doit pas servir, le *fas* et le *nefas* de la cuisine !

Les baigneurs doivent être vêtus assez chaudement, à cause des transitions de température, se livrer à un exercice quotidien pour favoriser l'action des eaux, et laisser de côté tous les travaux de l'esprit qui pourraient entraîner la fatigue ; ne pas veiller le soir, et ne jamais s'abandonner à la paresse du matin.

Quelques détails de cette diététique peuvent assurément donner prise à la critique, mais il faut convenir que dans son ensemble elle est parfaitement appropriée à la cure. Je puis en témoigner et par mon expérience personnelle, et par une observation constante sur quelques personnes dont je suivais pas à pas les actes et le régime. Ainsi, en buvant le Rakoczy, je n'ai pu continuer l'usage du beurre qui troublait mes digestions. Un jeune homme de vingt ans, qui buvait également le Rakoczy, sans vouloir rien changer à sa diète alimentaire, éprouva à diverses reprises des indispositions qu'il ne pouvait s'expliquer ; plusieurs personnes passèrent des nuits d'insomnie et d'agitation pénible pour avoir essayé le vin au repas du soir, où il est particulièrement contre-indiqué. Mais, je le répète, la plupart des baigneurs étaient dociles aux sages avis des médecins.

Je ne saurais terminer cette courte esquisse de la vie des eaux sans avouer, pour rendre hommage à la vérité, que nos voisins d'outre-Rhin entendent mieux que nous le traitement par les eaux minérales, ou tout au moins, qu'ils en font une affaire autrement sérieuse. Pour eux, la cure est le point capital, et le plaisir n'est que l'accessoire. Au lieu de considérer les lois de l'hygiène comme lettre morte, ils les pratiquent avec une scrupuleuse exactitude. Aussi bien, je me suis laissé dire qu'en Allemagne, lorsqu'une famille se rend aux eaux, ce sont les pères plutôt que les enfants, et les maris plutôt que les femmes qui décident comment on doit y vivre, principe dont l'application peut entraîner quelque ennui, mais conduit plus directement au but qu'on se propose, le rétablissement de la santé. — Ce qu'il y a de certain, c'est que je suis parti de Kissingen, profondément édifié du calme de la direction et de la ponctualité de l'exécution dans tout ce qui touche à la cure (1).

L'Étude que nous venons de faire des caractères et du mode d'administration de ces eaux demeurerait stérile, si elle n'était complétée par la connaissance de leur mode d'action ; elles peuvent agir sur l'homme sain ou malade, d'où la division naturelle en deux sections : *Effets physiologiques et thérapeutiques.*

III

EFFETS PHYSIOLOGIQUES.

Pour apprécier les effets physiologiques des eaux de Kissingen, je me suis plus particulièrement attaché à l'observation de personnes qui, accompagnant des parents ou amis malades, suivaient la cure par occasion. J'ai cru devoir me soumettre moi-même à la médication la plus complète, afin de me rendre mieux compte des sensations et des impressions, dont on saisit si difficilement les nuances, par le seul secours du langage d'autrui.

Nous distinguerons autant que possible les effets du traitement interne et du traitement externe ; nous dirons ensuite un mot de la cure prise dans son ensemble.

Effets du traitement interne.

Le Rakoczy produit, en l'avalant, un sentiment de fraîcheur qui ne laisse pas que d'être agréable pendant la saison chaude. Quelques minutes après, l'estomac est

(1) Il n'est pas inutile d'ajouter, comme renseignement relatif à la vie des eaux, que Kissingen est une des stations où les prix des loyers et des tables d'hôtel sont les plus modérés, surtout quand on les compare aux conditions si exagérées des hôtels sur les bords du Rhin.

pénétré d'une douce chaleur, assez analogue à celle qui suit l'ingestion d'une boisson gazeuse ou spiritueuse. Bientôt s'éveille la sensation de l'appétit, qui devient plus vive de jour en jour, quand les choses ont une marche régulière.

L'effet par excellence, et que tout le monde attend impatiemment, c'est l'évacuation des matières alvines. Elle peut être précédée de borborygmes ou de coliques légères, mais bien moins prononcées que celles dues au séné ou aux purgatifs salins.

Il n'entre pas dans les idées des médecins qui dirigent la cure que les selles soient liquides et nombreuses, comme le désireraient bien des malades : deux ou trois garderobes au plus, faciles, de consistance molle et comme en purée, leur paraissent suffisantes. D'ailleurs, une purgation complète ne saurait être répétée tous les jours pendant plusieurs semaines. En général, les gens d'une forte constitution étaient obligés de joindre le bitterwasser au Rakoczy, quand ils arrivaient à la dose maximum de six verres sans résultat.

La purgation, assez prompte, a lieu ordinairement dans la matinée, avant le premier déjeuner. Mais cela n'est pas indispensable, et quelques-uns ne vont qu'après le café au lait. J'avais depuis longtemps remarqué que l'action des purgatifs peu énergiques, tels que le séné, était favorisée par le café au lait, en sorte qu'un déjeuner léger peut quelquefois être permis un jour de médecine. Cette purgation, ainsi limitée au matin, a cela d'agréable qu'elle laisse la journée libre pour le bain ou pour la promenade. Elle n'entraîne ni malaise, ni faiblesse, ni ces cuissons à l'anus, si pénibles à la suite des purgatifs répétés (je ne les ai ressenties que lorsque j'ai usé du bitterwasser); enfin elle n'est pas suivie de constipation, quand elle est dirigée convenablement.

L'eau du Rakoczy est donc apéritive et laxative ; or si l'influence apéritive peut être attribuée au gaz carbonique et au fer, l'effet laxatif doit être principalement rapporté aux éléments salins.

Mais les choses ne se passent pas toujours aussi ponctuellement vers les voies digestives ; ou bien en vertu d'une disposition particulière de ces voies, ou bien par suite d'un mode d'administration mal entendu, consistant à boire trop ou trop précipitamment. Les malades sont avertis qu'il y a intolérance, par une sensation de poids d'abord facile à dissiper en marchant, plus tard persistante, et troublant l'appétit. Il peut même survenir du gonflement à l'épigastre, des nausées, des renvois, et jusqu'à de légers frissons. Le ventre peut être embarrassé et la purgation incertaine, irrégulière ou nulle.

Si cet état se prolonge quelques jours, il y a de l'anorexie et une couche saburrale de la langue, de la tension abdominale et des vents. Ce sont là des symptômes d'embarras gastrique et intestinal qui indiquent la nécessité, soit de modérer les doses, soit d'interrompre le traitement, soit enfin de recourir à des moyens appropriés pour rétablir les organes digestifs dans leur intégrité.

L'importance des modifications de l'appareil digestif a fait négliger la diurèse, plus constante encore que la purgation. Je dis plus constante, car je n'ai trouvé aucune exception à cette règle de l'augmentation de la sécrétion urinaire. J'ai eu l'occasion de remarquer que chez beaucoup d'individus, dans les temps humides, l'influence s'exerçait avec une extrême rapidité ; si bien que certains jours, s'ils venaient à se promener ensemble, il leur était impossible de se livrer à une conversation suivie, tant les besoins d'uriner étaient répétés. J'ai éprouvé pour ma part, à un haut degré, cette incommodité passagère. — On sait que l'eau est diurétique par elle-même, et qu'elle le devient davantage quand elle renferme des sels en dissolution ; je crois qu'il faut aussi tenir compte de la présence du gaz carbonique.

La diaphorèse, au contraire, ne se manifeste qu'exceptionnellement comme résultat de la boisson ; mais on conçoit que par une température élevée la transpiration survienne, la sécrétion urinaire diminuant, en vertu d'une sorte de pondération sécrétoire, signalée en physiologie.

Le mouvement imprimé aux actes digestifs et aux sécrétions dépendantes de ce grand appareil ne saurait avoir lieu sans changer les conditions du système vasculaire abdominal. Ces vaisseaux si disposés à l'engorgement et à la stagnation des liquides se trouvent soumis à une stimulation quotidienne qui les réveille et les tonifie. Or, la circulation abdominale, quoiqu'elle mérite une place à part en anatomie et en physiologie, n'est pas si indépendante de la circulation générale qu'elle puisse ressentir seule et garder pour elle la secousse salutaire qui lui est donnée, sans en transmettre quelque chose à tout l'appareil circulatoire. Il faut ajouter à cette cause l'absorption des divers éléments du Rakoczy, sels, fer et acide carbonique, tous stimulants du système sanguin. L'excitation vasculaire se traduit par l'accélération du pouls, une sensation générale de chaleur cutanée et intestinale, une aptitude plus grande à lutter contre le refroidissement. Cette disposition peut aller jusqu'à l'état fébrile, qui ne saurait s'exagérer sans dépasser la mesure convenable. Nous le verrons plus marqué à la suite du traitement externe. — La stimulation s'exerçant aussi sur le système lymphatique, il s'ensuit que la circulation tout entière est activée et vivifiée par le Rakoczy.

L'appareil respiratoire n'est pas notablement modifié. Si les muqueuses aériennes sont sensibles, l'ingestion de la boisson provoque un peu de constriction à la gorge, et une petite toux d'irritation, d'où l'indication de la couper avec des adoucissants.

Le Rakoczy est un stimulant des fonctions de la vie de relation, je veux dire l'intelligence, la sensibilité et le mouvement. Il rend plus gai, plus vif, plus impressionnable, plus alerte. Cela peut aller jusqu'à l'impatience et à la colère. J'ai entendu raconter par M. le commissaire des bains qu'il avait été quelquefois obligé d'intervenir dans des querelles entre les hôtes de Kissingen, naturellement pacifiques, et qui s'étonnaient eux-mêmes d'avoir cédé à un agacement passager.

Les fonctions du système nerveux cérébral peuvent être troublées d'une autre façon. J'ai vu des buveurs qui, dès les premiers verres, avaient le sentiment du vertige que donnent les vins mousseux. Le plus souvent ce vertige ne se manifestait qu'au bout de quelques jours. Il était extrêmement fort chez M. de K..., homme de quarante ans, d'une constitution vigoureuse, qui ne suivait que le traitement interne à la dose de quatre verres. Tous les ans, après quelques jours, sa tête se prenait, et il marchait sur la promenade, comme un homme ivre, les yeux injectés et le regard incertain. Il combattait ce symptôme par le bitterwasser, qu'il prenait le soir avant le souper. — D'autres se contentaient de chauffer l'eau à la bassine. Je n'ai subi cette influence vertigineuse qu'après la première quinzaine. En ce moment il me devint facile de faire des expériences comparatives. Si j'avalais mon verre tout pétillant de gaz au sortir de la source, je me sentais étourdi quelques minutes après, et plus j'avançais dans la cure, plus l'étourdissement était rapide. Il s'accompagnait d'une constriction frontale assez marquée. Si, au contraire, je chauffais l'eau ou si je la mitigeais par l'addition du petit-lait chaud, ces symptômes devenaient légers et fugaces.

Ces incidents ont réveillé en moi des souvenirs que je prends la liberté de rappeler ici. — Il y a douze ans, j'étais allé passer quelques semaines en Champagne, où l'on me fit boire le vin du cru à l'ordinaire. Les premiers jours, j'en étais quitte pour quelques fumées passagères que dissipaient le grand air et l'exercice ; mais bientôt je ne pouvais plus boire un verre de champagne sans être étourdi, et sans éprouver cette constriction frontale et cet embarras des idées produits par le Rakoczy avec une telle analogie, qu'il m'est impossible de ne pas en être frappé. Si je rapproche cette remarque de l'observation, que tous les buveurs ainsi influencés par le Rakoczy ne supportaient pas le champagne et les vins mousseux, il est surabondamment démontré pour moi qu'il faut reconnaître ici l'action du gaz carbonique comme congestive et stupéfiante des facultés intellectuelles chez certaines organisations. Les congestions s'établissent d'autant plus aisément qu'il y a peu ou point de purgation.

Tels sont les effets principaux du Rakoczy sur les grandes fonctions de l'économie. — Ils ne doivent pas être moins importants en ce qui touche aux actes mystérieux de l'assimilation. Nous en avons une preuve matérielle par le fait de l'amaigrissement et de la perte de poids.

M. de L... avait diminué de dix-neuf livres après cinq semaines, un de ses amis de vingt-cinq livres. M. X... de neuf livres en deux semaines. Les actions moléculaires sont donc fortement mises en jeu, et l'on ne saurait s'empêcher d'établir une comparaison avec les résultats obtenus par les médicaments altérants.

Le Pandur passe pour plus bénin que le Rakoczy. Jè crois, avec quelques médecins de Kissingen, que leurs effets sont sensiblement les mêmes. J'ai pris quatre verres de Rakoczy pendant trois ou quatre jours consécutifs, et ensuite quatre verres de Pandur durant le même temps, et je suis arrivé aux mêmes résultats : deux selles demi-molles, miction fréquente, disposition vertigineuse après l'ingestion de l'eau pure et froide. Un jeune homme confié à ma direction, soit qu'il prît quatre verres de l'une ou de l'autre source, obtenait également trois ou quatre selles demi-liquides et des urines abondantes. Quelques dames qui buvaient le Pandur m'ont paru influencées à peu près de la même façon que celles qui prenaient le Rakoczy ; mais on comprend qu'il ne m'était guère possible d'instituer des expériences comparatives, et qu'elles ne pouvaient se présenter que par hasard à mon observation.

L'imagination avec son prestige a seule pu conduire certains médecins à penser et à imprimer que l'eau du Pandur prise le soir procurait un doux sommeil, tandis que le Rakoczy passe à juste titre pour abréger ou troubler le repos de la nuit. En sorte que deux sources voisines, et presque identiques dans leurs propriétés naturelles, joueraient le rôle, l'une d'une potion excitante, et l'autre d'une potion calmante. Ici ma raison s'insurge et refuse de se soumettre même à l'expérience de vieux et honorables confrères. Les eaux de Kissingen n'ont-elles pas assez de vertus sans ambitionner celles de l'opium et de la jusquiame ?

Nous aurons peu de chose à dire du Maxbrun, sinon qu'il est apéritif, digestif et très-diurétique. J'ai pu remarquer, et je n'étais pas seul à le faire, que le besoin d'uriner est encore plus pressant après un verre de Maxbrunnen qu'après un verre de Rakoczy.

Le Soolen ne mérite pas qu'on s'y arrête : son action purgative est plus nette et mieux déterminée ; mais il est mal supporté par l'estomac. — Quant au bitterwasser, nous avons dit que c'était une eau purgative, moitié naturelle, moitié artificielle.

Il est inutile de rappeler que le petit-lait est laxatif par lui-même ; coupé avec l'eau minérale, il en atténue plutôt les effets irritants que les effets évacuants. J'ai essayé quatre jours de suite quatre verres de Rakoczy coupés avec moitié petit-lait, et j'ai obtenu deux selles demi-molles dans la matinée, comme avec quatre verres de Rakoczy pur. La seule différence, c'est que le mélange était plus doux à avaler et donnait moins de chaleur stomacale et intestinale. Pour quelques-uns, entre autres pour un jeune homme dyspeptique, cette association du petit-lait et de l'eau salée constituait un breuvage difficile à avaler et impossible à digérer. Le petit-lait est loin d'être toléré par tous les estomacs.

Effets du traitement externe.

L'action physiologique des bains varie suivant le degré de minéralisation, la température, la durée et les divers procédés balnéothérapiques.

Il y aura des différences tranchées entre un bain du Pandur, qui contient, pour 300 litres environ, 1^{kil},500 de chlorure de sodium, et un bain de Soolen qui en renferme 3^{kil},500 ; entre un bain à 27° R. et un bain à 15 degrés, entre un bain d'eau tranquille et un bain d'eau agitée.

Si l'on entre dans un bain du Pandur à 27 degrés, des milliers de bulles de gaz qui viennent s'attacher à la peau et à la base des poils provoquent au bout de quelques minutes des picotements et une douce chaleur, augmentant graduellement sur toute la surface cutanée, mais particulièrement au pourtour de l'anus et des parties génitales ; en sortant de la baignoire, au bout de trente à quarante minutes, la peau est un peu rouge, animée, d'où l'absence de ce petit frissonnement que donne un bain ordinaire tempéré ; le pouls s'accélère sensiblement. Cette légère excitation se maintient pendant la journée, dispose à la diaphorèse, et réagit sur tout le système en lui imprimant un certain degré d'activité et de tonicité.

Les bains de Soolen à 27° R. ne diffèrent de ceux de Pandur que par une intensité plus grande des mêmes phénomènes, d'où l'indication de les prescrire de plus courte durée. — L'addition de l'eau mère peut aller jusqu'à rendre la peau érythémateuse, et ne doit être ordonnée qu'avec précaution.

L'excitation va croissant durant les premiers jours de bains. Il peut se faire que le pouls s'élève, que l'appétit diminue, que le sommeil soit abrégé ou interrompu, qu'il y ait de la chaleur à la tête, quelque tendance à la loquacité après les repas, et le soir de la courbature et de l'abattement; mais ordinairement ces symptômes font place à un état de bien-être avec accroissement de l'appétit et des forces. Dans le cas contraire, il est indiqué de suspendre les bains ou d'en modérer l'usage.

Nous avons supposé les bains à 27° R.; on ne saurait prendre ici la température en sérieuse considération ; restent deux éléments actifs, l'acide carbonique et les sels.

Pour me rendre un compte exact du rôle de l'acide carbonique, j'ai comparé les bains gazeux et salés de Kissingen aux bains gazeux et non salés de Schwalbach, soit en les prenant moi-même, soit en les étudiant sur les autres, et j'ai constaté qu'ils présentent à peu près la même irritation cutanée immédiate, et la même excitation ultérieure sur le système nerveux, d'où j'ai conclu que la plus grande part de ces phénomènes devait être rapportée à l'élément actif commun de ces deux eaux, qui est le gaz carbonique. La présence du sel marin et des autres sels ne me paraît efficace que lorsque la proportion en devient assez considérable, comme dans l'eau du Soolen, surtout additionnée d'eaux mères. Ces sels agissent dans le même sens que le gaz.

Je doute que le fer, dont la proportion est minime ($0^{gr},025$ par litre, environ $7^{gr},50$ pour un bain de 300 litres), puisse modifier l'état de la peau, et je ne saurais croire qu'il soit absorbé pendant un bain qui dure en moyenne une demi-heure.

Dans les bains à des températures plus basses, 24, 18, 15° R., on éprouve en entrant une sensation pénible, produite par la déperdition du calorique, puis des frissons qui peuvent aller jusqu'au claquement de dents. Mais on se réchauffe plus aisément que dans l'eau douce, et j'ai été surpris de la facilité avec laquelle on réagit contre le refroidissement produit par un milieu liquide de 18 à 15° R. — Si l'on ajoute la vague, cet énorme jet d'eau à 15 degrés arrivant par le fond de la baignoire, la température devient plus pénible à endurer, à cause de l'agitation et du renouvellement incessant du liquide au contact de la peau, et la réaction plus difficile, plus incertaine, mais aussi plus vive.

Quand cette réaction est nette et franche, on éprouve un sentiment de bien-être, d'expansion extérieure, de tendance au mouvement. Ainsi (le 30 août), à la suite d'un bain de vagues de cinq minutes à 20° R. et ramené vite à 15 degrés par le renouvellement du liquide, je me sentais si léger et si dispos, qu'il me fut possible de franchir au pas de course, et sans la moindre fatigue, les 2 kilomètres qui séparent la Saline de Kissingen. En général, au sortir de ces bains, on était disposé à la marche et à l'exercice : un monsieur de quarante ans, d'un embonpoint marqué, et rendu paresseux par un commencement d'asthme, s'étonnait d'aller très-vite, et d'un pas délibéré, sans effort. Les dames, peu habituées à la marche, revenaient très-volontiers à pied de la Saline.

Ce coup de fouet donné au système musculaire résulte aussi de la douche. Il est difficile de la supporter à plein jet pendant plus d'une minute ; encore faut-il qu'elle soit dirigée sur des parties peu sensibles, comme les cuisses, le bas des reins ou les épaules. La percussion est si violente, qu'il me semblait que mes membres allaient se briser, et j'étais obligé de modérer le jet au bout de quelques secondes.

Les organes génitaux paraissent particulièrement sensibles aux bains avec vagues et douches lombaires ; les règles sont avancées et plus abondantes. Elles venaient tous les quinze jours, chez une dame russe âgée de trente ans.

Ce traitement énergique des bains de la Saline n'est pas toujours possible. Les uns ne peuvent rester dans l'eau froide à cause du frisson ; la face devient pâle et le pouls plus lent, plus petit, plus concentré. Chez un jeune homme que j'observais, le pouls descendait de 60 à 48 en trois ou quatre minutes dans un bain de 21° R. — Il arrive aussi de ne pouvoir se réchauffer après le bain. — D'autres ont une réaction trop vive : ils se congestionnent, et souvent la rougeur de la face, des yeux et des oreilles, persiste une partie de la journée. Cela m'arrivait certains jours, et je sentais pendant toute l'après-dînée la tête lourde, les tempes comme serrées, de l'embarras dans les muscles du cou, etc. — Un autre symptôme réactionnel assez pénible, c'est un sentiment de constriction de la poitrine, qui gêne les mouvements d'inspiration et qui fait pousser des soupirs. Enfin, il peut y avoir de la fièvre avec élévation du pouls, chaleur à la peau, brisure des membres, perte de l'appétit, incapacité intellectuelle, insommie, cauchemars.

Mme de F..., d'une assez forte constitution, et qui avait très-bien supporté le traitement pendant tout le mois d'août, même les bains de Soolen à 26° R. avec addition de Mutterlaüge, ayant pris le 31, un bain de la Saline de dix minutes à 20 degrés, avec douches et vagues, présentait le soir un état fébrile caractérisé. Le lendemain, nouveau bain; même état, rougeur violacée de la face, courbature et découragement profond. Les jours suivants elle reprit le dessus, et au moment de mon départ, elle en était à son cinquième bain.

M. de S..., après deux semaines de bains de la Saline, la première avec douches, la seconde avec vagues, était sans fièvre, mais courbaturé comme à la suite de longues marches, et se couchait à six heures du soir, sans pouvoir souper. Il était rouge au dîner et soupirait à chaque instant.

Tous ces symptômes s'expliquent par la surexcitation des systèmes nerveux et musculaires, la fatigue consécutive, et aussi par la congestion des poumons et du cerveau. Heureusement ils ne sont que transitoires chez la plupart des sujets. On y remédie par l'emploi de l'eau froide sur la tête pendant le bain, des pédiluves dérivatifs, et surtout par un régime plus rigoureux, l'usage de l'eau pure aux repas, avec prohibition absolue du vin, et de toute boisson stimulante. Pour peu que cet état d'excitation et de fièvre se prolonge, il sera bon de suspendre les bains ou d'y renoncer. Même indication, au cas où le frisson est trop intense et la réaction trop incomplète.

Ceux qui ont pris des bains de mer sur les plages de l'Océan, ou qui ont observé les autres, se rendront facilement compte des effets dus aux bains froids de la Saline. Ici la température que nous négligions tout à l'heure, joue un rôle de premier ordre, et nous entrons quelque peu dans le domaine de l'hydrothérapie.

L'acide carbonique peut encore agir à sa façon, quand l'eau est agitée par la douche ou par les vagues. Cette eau arrive de la source à sa température normale de 15 degrés, et chargée de tout son gaz, lequel se dégageant avec abondance, par le fait même de l'ébranlement du liquide, est respiré à pleins poumons par le baigneur. C'est peut-être l'agent le plus actif des congestions pulmonaires et encéphaliques, et il contribue puissamment à faire naître l'oppression, la céphalalgie, la lassitude; aussi recommande-t-on de tenir les fenêtres ouvertes pendant la préparation du bain, et entr'ouvertes pendant sa durée. Ces sages précautions ne remplissent même pas complétement leur but, à cause de la tendance naturelle du gaz à rester dans les couches inférieures, autour de la tête du baigneur.

L'acide carbonique étant le seul agent dans les bains de gaz, tout ce qu'on éprouve doit lui être uniquement attribué.

Je pris mon premier bain de gaz à quatre heures du soir, deux heures après le repas : le seul fait de me sentir sous un couvercle de bois, le cou entouré d'une toile cirée, me donna tout d'abord une sorte d'anxiété respiratoire. Un monsieur de soixante ans, assez replet, qui prenait à côté de moi son premier bain, fut tellement impressionné par cette même position, qu'il avait envie d'en sortir brusquement. Au bout de cinq minutes, je ressentis vers la tête quelques bouffées de chaleur et de la dyspnée. Vers la dixième ou la douzième minute, j'étais mieux, et j'éprouvais des picotements à la peau, bientôt une chaleur douce, surtout vers les organes génitaux, et enfin une légère moiteur; comme la tête se reprenait, je crus devoir sortir à la vingtième minute. — Mon voisin qui échangeait avec moi ses impressions, passait presque par les mêmes phases. — Quelques jours plus tard, le bain de gaz ne me donnait plus qu'une chaleur très-fugace vers la tête, et les mêmes sensations d'ardeur à la peau et vers la région du bassin.

On recommande de marcher avant le bain de gaz, afin d'en favoriser l'action diaphorétique, sans cela on n'obtient que de la moiteur. Ces bains passent pour solliciter assez vivement les organes génitaux. Les douches locales de gaz impressionnent fortement les muqueuses avec lesquelles elles sont mises en contact. Je ne pouvais les tolérer sur la conjonctive. Elles sont très-employées pour réveiller le système utérin.

Le gaz est considéré d'autre part comme un agent anesthésique.

Je n'ai presque rien à dire des bains de fange dont l'action m'a paru assez bénigne, non plus que des bains de vapeur, qui ne m'offraient pas grand intérêt au point de vue de la nouveauté.

Il nous reste à parler de la cure en général; ce sera le résumé de ce qui précède.

La boisson et les bains concourent à activer les fonctions du système digestif, celles des reins et de la peau, bien qu'il y ait des différences à noter, le Rakoczy agissant plus spécialement comme modificateur des sécrétions du tube intestinal, et des systèmes glandulaires qui lui sont annexés, les bains réveillant de préférence la vitalité des glandes sudoripares de la peau. La circulation est accélérée par les bains et par l'usage interne de l'eau; mais tandis que l'absorption du fer est nulle à l'extérieur, elle est au contraire bien déterminée à l'intérieur et renouvelle la richesse des globules sanguins : toutefois on a exagéré l'action reconstituante du fer, qui est évidemment atténuée par la purgation. — Il y a des deux parts excitation des systèmes nerveux et locomoteur, et récupération de la tonicité et des forces.

Le résultat le plus remarquable de ce traitement est d'imprimer une activité nouvelle aux actes de la nutrition. C'est une sorte d'entraînement pendant lequel le mouvement de décomposition dominant celui de recomposition, il y a plutôt de l'amaigrissement, même avec un appétit vif et de bonnes digestions.

Je ne puis m'empêcher de trouver là comme un reflet lointain de l'idée des médecins méthodistes, qui prétendaient guérir les maladies chroniques par la régénération et la reconstitution du corps humain (*métasyncrise* d'Asclépiade, *recorporatio* de Cælius Aurelianus).

Aux incidents de la cure se rattache l'état bizarre signalé par M. le docteur Balling, et qu'on appelle à Kissingen la période de crise ou de découragement. Si l'on en croit ce savant auteur, les malades qui boivent le Rakoczy éprouvent à une certaine époque du traitement, rarement avant le septième jour, plus souvent entre le septième et le quatorzième, un état mental singulier qui les rend tristes, mélancoliques, et les jette dans une sorte de désespoir. Cet état dure trois ou quatre jours environ, après quoi ils redeviennent ce qu'ils étaient auparavant, manifestent même plus d'entrain et de gaieté, et reprennent confiance.

Ces phénomènes psychiques n'ayant été signalés par aucun autre médecin des eaux minérales congénères me paraissaient d'autant plus intéressants à vérifier. J'ai essayé de le faire dans mes observations écrites et dans mes causeries journalières avec les malades.

Je dois commencer par dire que chez le plus grand nombre, il ne s'est passé rien de semblable. Chez quelques-uns, un jour ou deux de fatigue et d'ennui parfaitement explicables, soit par des selles abondantes, soit par l'énergie du traitement externe, soit enfin par des jours de mauvais temps; j'insiste sur cette dernière cause, parce qu'il m'est arrivé souvent, en parcourant les eaux minérales, de rencontrer des personnes que plusieurs jours de pluie rendaient mélancoliques en les condamnant à l'inaction, dans un séjour où toutes les distractions sont organisées en vue du beau temps et de la belle saison. Cependant il est juste de tenir compte de certains faits qui se rapprochent de la description du docteur Balling.

Madame S... et mademoiselle W..., après quinze jours de traitement, et plusieurs bains de la Saline, avaient perdu l'appétit, étaient tristes et découragées, et passaient la journée dans leur chambre, sans pouvoir prendre sur elles d'aller à la promenade.

Madame de L..., de Paris, très-nerveuse, ayant commencé le traitement le 15 août, était dans les premiers jours de septembre profondément découragée, et avait le mal du pays. Elle voulait absolument partir avant la fin de l'épreuve. Elle gardait la chambre et même le lit une partie de la journée. Les bains de la Saline lui avaient donné une céphalalgie intense avec courbature et état fébrile. Elle se trouvait d'ailleurs très-isolée à Kissingen, habitant une maison garnie, où l'on ne parlait que l'allemand qu'elle n'entendait pas.

M. D..., qui buvait le Rakoczy et prenait des bains tempérés, se plaignait au commencement de la deuxième semaine d'une sorte d'anéantissement qui lui enlevait l'usage de ses facultés. Il avait des idées noires, augurait mal de l'issue du traitement. Quelques jours plus tard, il avait repris sa gaieté habituelle. — Les faits de ce genre furent exceptionnels.

Je crois donc pouvoir conclure de mes remarques, que la période dite de crise est l'exception et non la règle ; que si quelques faits semblent au premier abord justifier l'assertion du docteur Balling, au sujet de l'état mélancolique, on en trouve souvent l'explication plausible dans un concours de circonstances apte à le provoquer chez certaines natures ; que le Rakoczy n'aurait donc aucune action spéciale sur l'état mental, d'autant moins que les faits qu'on lui impute sont souvent attribuables aux bains de la Saline; que tout au moins il est permis de douter, sinon de nier, en attendant d'autres observations. Je suis d'autant plus fondé à parler de la sorte, que les autres médecins de Kissingen sont moins affirmatifs à cet égard. Quant au docteur Granville, il prétend éviter les incidents de la crise par la prudence avec laquelle il dirige l'administration des eaux, en usant de doses faibles et progressives de Rakoczy, en commençant par les bains tempérés de Pandur avant les bains froids de la Saline.

Il survient pendant la cure, mais le plus souvent à la fin, une sorte de dégoût de l'eau minérale et des bains. L'appétit diminue, l'estomac est comme tendu et produit de fréquentes éructations. La tête est pesante et le travail intellectuel à peu près impossible : c'est la période de saturation. Les médecins et les malades sont avertis qu'il ne faut pas aller plus loin; ces symptômes, beaucoup plus fréquents que ceux de la période dite critique, se manifestaient au bout de trois, quatre ou cinq semaines. Madame de L... ne les éprouva qu'à la sixième.

La saturation est-elle, comme on l'a dit, le signe que l'affection morbide est vaincue, et que la tolérance du remède cesse avec le mal? Nous n'oserions l'affirmer. Quoi qu'il en soit, les deux périodes de crise et de saturation ne sont pas sans quelque analogie, et il serait peut-être possible de leur trouver des causes communes, car elles sont l'une et l'autre l'expression des épreuves que subit l'économie sous l'empire d'un puissant modificateur.

M. Balling signale d'autres phénomènes qu'il appelle critiques, et qui se produiraient à des jours déterminés. Il invoque des théories chères aux médecins grecs et pour lesquelles je ne puis m'empêcher de professer un certain respect, en vertu de leur antique et vénérable origine. Mais aborder une pareille discussion serait soulever toutes les controverses inhérentes à une doctrine si difficile à vérifier par l'observation rigoureuse.

Entre les symptômes qu'on peut appeler critiques, nous mentionnerons les furoncles et les anthrax.

M. D... a des clous toutes les fois qu'il vient à Kissingen. Au mois d'août 1865, le célèbre Remak, de Berlin, est mort d'un anthrax volumineux. Cette année-ci, me disait le docteur Erhard, les éruptions furonculaires ont été plus fréquentes.

Parmi les effets de la cure, les uns peuvent passer pour normaux et souhaitables, tels que l'action apéritive et laxative de l'eau, l'action diaphorétique des bains, l'excitation produite sur les systèmes nerveux cérébro-spinal et ganglionnaires, d'où résulte une exagération fonctionnelle momentanée de la vie végétative et de la vie de relation. D'autres effets doivent être redoutés comme anormaux et regrettables, tels que l'intolérance gastrique, l'agacement nerveux, résultat de l'hyperstimulation, l'ébriété passagère due à l'absorption du gaz, l'état fébrile trop intense ou trop prolongé, la saturation trop prompte, etc.

Qui saisira la juste mesure de ces effets, si ce n'est un médecin prudent et habitué à manier ces eaux sérieuses et puissantes?

IV.

EFFETS THÉRAPEUTIQUES.

Si la médecine était une science rigoureuse, les effets thérapeutiques découleraient des effets physiologiques comme de simples corollaires; il n'en est point ainsi, ce qui ne doit pas nous empêcher de faire ressortir les connexions plus ou moins étroites de ces deux ordres d'effets. Par exemple, il résulte de l'action excitante et tonique de ces eaux qu'elles conviennent surtout aux tempéraments lymphatiques, moins bien aux tempéraments nerveux et bilieux, et très-peu aux tempéraments sanguins; qu'elles pourront s'accommoder à tous les tempéraments mixtes où le lymphatisme entre comme élément constitutif. Par les mêmes raisons, elles seront indiquées dans certains états généraux de l'organisme, tels que l'état anémique, l'état de convalescence; contre-indiquées dans d'autres, tels que l'état pléthorique, l'état nerveux. Elles seront très-dangereuses dans l'état de gestation, à cause de la stimulation plus spéciale exercée sur le système circulatoire de la cavité pelvienne. On comprendra encore à priori qu'elles ne sauraient être appliquées au traitement des maladies aiguës, mais bien à celui des maladies chroniques, ce qui est le fait de presque toutes les eaux minérales. Les formes chroniques elles-mêmes présentent des périodes de recrudescence ou d'acuité pendant la durée desquelles les symptômes fébriles ou inflammatoires font cesser l'opportunité de la médication. Enfin, l'action physiologique si déterminée du Rakoczy sur les organes digestifs, l'action combinée de la boisson et des bains sur les organes génito-urinaires, nous font pressentir la puissance de la cure dans les maladies abdominales; aussi bien, nous sommes averti à l'avance du danger qu'elle peut offrir dans les maladies du thorax et de l'encéphale, par les accidents congestifs possibles vers deux cavités qui renferment les organes vitaux par excellence.

Ces considérations une fois posées, nous allons entrer dans les détails : nous traiterons de l'usage des eaux successivement dans les maladies de l'abdomen, de la poitrine, du cerveau et du système nerveux ; enfin, dans les maladies générales. Nous insisterons sur certains groupes morbides et nous passerons rapidement sur certains autres. Ce sera la partie la plus importante de ce mémoire, puisqu'elle est destinée à montrer jusqu'à quel point les malades peuvent être soulagés ou guéris de leurs maux.

A. **Maladies abdominales.**

Dans ces maladies se révèlent hautement les vertus thérapeutiques des eaux de Kissingen.

1° *Maladies du tube digestif.*— Au premier rang se place la dyspepsie, maladie si peu déterminée en nosologie, et si commune dans la pratique. On comprendra sa fréquence si l'on songe qu'elle est le partage de presque tous ceux qui mènent une existence renfermée et sédentaire, en même temps qu'agitée et soucieuse, dans les grands centres de civilisation, où l'espèce humaine est fatalement conduite à vivre au mépris de toutes les lois qui président à son développement naturel. L'estomac ne saurait remplir ses fonctions chez les imprudents qui ont dépassé la somme d'excitation nerveuse qu'il leur était permis de dépenser dans un temps donné, et Dieu sait combien sont devenues rares ces natures sages et économes de leur vitalité, surtout dans les classes dites aisées de la société actuelle, où le système nerveux est tourmenté, tiraillé, épuisé par tant de chocs et de luttes, tant de passions et de besoins. Prenez pour ce qu'elle vaut cette boutade philosophique, mais n'oubliez pas que la dyspepsie est une des maladies les plus répandues à notre époque, comme elle l'était au temps de Galien, dans la société romaine du IIe siècle.

Rien de difficile à définir comme la dyspepsie; il est plus aisé de procéder par exclusion : j'écarte toutes les phlegmasies aiguës ou chroniques de l'estomac et toutes les lésions organiques; restent une série d'altérations fonctionnelles, de sécrétion ou d'innervation qui peuvent se grouper sous deux formes principales : la dyspepsie proprement dite et la gastralgie. Or, le premier de ces types a pour caractère dominant l'accomplissement difficile, lent et irrégulier de la digestion, accompagné d'un sentiment de plénitude ou de poids, qui se substitue à la sensation de bien-être éprouvée par tout estomac qui digère selon le vœu de la nature. Ce type, si fréquent parmi les gens à profession sédentaire, par exemple les employés de bureau, est celui que modifient le plus heureusement les eaux de Kissingen, et cela suffirait à leur renommée.

Les dyspeptiques boivent le Rakoczy ou le Pandur, prennent des bains tempérés du Pandur et des bains froids de la Saline, suivant les indications. Ces derniers bains ne conviendront pas aux dyspeptiques sanguins et enclins aux congestions; ils seront mieux appropriés aux dyspeptiques à fibre molle; ils seront encore indiqués dans la forme gastralgique, en tant qu'hydrothérapie, sous la réserve que le système nerveux sera capable de réagir.

Beaucoup de visiteurs de Kissingen, venant des diverses contrées de l'Allemagne et de la Russie, se disaient envoyés par leurs médecins pour des catarrhes chroniques de l'estomac. Cette dénomination semblerait indiquer qu'il s'agissait de gastrites chroniques, mais l'examen de plusieurs de ces cas m'a démontré que l'ensemble des symptômes se rapportait à la dyspepsie. Un seul d'entre eux m'a laissé quelques doutes sur la question de la phlegmasie chronique : c'était un homme de quarante ans, maigre, aux pommettes rouges, sujet à des mouvements fébriles, ayant des digestions difficiles, et de plus, de la douleur au creux épigastrique, des nausées et des vomissements. — Tous les autres étaient évidemment dyspeptiques. J'ai pu constater, en général, une grande amélioration dans l'état de leurs fonctions digestives. — Par exemple, M. X..., trente-cinq ans, artiste, dyspeptique et enclin à la mélancolie depuis plus de trois ans; au bout de quelques jours de traitement (quatre verres de Rakoczy et bains du Soolen à 26 degrés R.), il mangeait de très-bon appétit, ne sentait plus sa digestion se faire, et avait repris sa bonne humeur d'autrefois. Il partit, un mois après son arrivée, dans d'excellentes conditions de santé. — M. X..., de Varsovie, quarante-six ans, rentier, dyspeptique depuis quinze ans, amaigri, nerveux, irritable, vient à Kissingen depuis quatre ou cinq ans et y passe une saison de trois à quatre semaines, époque où arrive pour lui la période de saturation. Il éprouve une augmentation notable de l'appétit, ses digestions deviennent plus faciles et son humeur plus gaie ; il se sent dispos, alerte, et conserve pendant plusieurs mois cette amélioration.

Dans un cas particulier de dyspepsie compliquée d'entérite chronique, les eaux n'ont pas réussi ; le traitement, mal supporté pendant sa durée, a produit consécutivement des accès fébriles, des douleurs vers la fosse iliaque droite et des troubles prolongés dans les fonctions intestinales;

avec amaigrissement et perte des forces. La phlegmasie chronique des intestins semblerait donc une contre-indication.

Le succès est au contraire constant dans ces états d'inertie et de paresse intestinale, où il y a probablement à la fois atonie contractile et sécrétoire, et dont la constipation habituelle est l'expression dominante. C'est là que le Rakoczy fait merveille. Les médecins de Kissingen insistent d'un commun accord sur son efficacité spéciale, dans ce qu'ils appellent, avec l'école allemande, l'état congestif du système porte, la vénosité, ou pléthore abdominale, maladie à symptômes vagues et mal déterminés, et dont il m'a été cependant possible de saisir quelques types. C'étaient des gens, en général, d'un âge mûr, ayant mené une vie sédentaire et ayant bien vécu, présentant de l'embonpoint, une coloration légèrement violacée de la face, une saillie prononcée de l'abdomen, digérant assez bien, quoiqu'ils eussent à la fin du repas des flatuosités, disposés aux hémorrhoïdes ou déjà affectés de cette incommodité, lents dans leurs mouvements et amis du repos, qui leur est nuisible. Ils buvaient le Rakoczy avec ou sans bitterwasser, prenaient des bains chauds plutôt que froids, et quelquefois s'en tenaient au traitement interne. Presque tous étaient soulagés. — Un monsieur de cinquante-six ans, dans les conditions indiquées, fut presque guéri d'hémorrhoïdes très-douloureuses avec relâchement du sphincter anal, en l'espace de deux saisons; une opération chirurgicale avait été pratiquée sans succès quelques années auparavant.

Le cas le plus curieux d'hémorrhagie intestinale guérie par le Rakoczy, est celui de M. K..., âgé de quarante-sept ans, qui, à la suite de mélæna, était tombé dans un marasme tel, que les médecins de Munich avaient désespéré de ses jours. Il y a quinze ans qu'il vient à Kissingen: il est actuellement à peu près rétabli ; il continue d'être sobre et réglé dans son régime. Nul ne proclame plus hautement sa reconnaissance pour les sources auxquelles il doit la vie.

Il va sans dire que les congestions et les hémorrhagies intestinales ne sont avantageusement modifiées qu'à la condition d'être passives, pourvu qu'elles ne dépendent pas d'une affection organique. Le docteur Stohr m'a dit avoir observé l'effet pernicieux exercé sur quelques rares cancers de l'estomac et des intestins, dont le diagnostic n'avait pas été suffisamment élucidé.

Les obstructions du foie et de la rate tendent à la résolution, s'il n'existe que de simples engorgements, fussent-ils d'origine paludéenne. A tout prendre, dans les maladies chroniques du foie, Kissingen ne saurait prétendre à la spécialité de Vichy.

2° *Maladies des organes génito-urinaires.* — J'ai vu traiter la gravelle et quelques catarrhes chroniques des voies urinaires. Le Rakoczy est parfois trop violent pour ces maladies, si fréquemment traversées par des épiphénomènes d'irritation et d'inflammation. Le Maxbrunnen trouve alors son emploi : l'un et l'autre modifient les sécrétions morbides et provoquent l'émission de matières pulvérulentes ou de petits graviers. Ce symptôme était très-marqué chez M. de K... — Les bains de Pandur, à 26 ou 27 degrés R., sont l'accessoire du traitement interne.

Quant aux maladies utérines, on rencontre un nombre considérable de femmes qui présentent depuis les simples troubles de la menstruation, aménorrhées, dysménorrhées, jusqu'aux engorgements utérins et ovariques. Le docteur Granville et le professeur Scanzoni ont insisté avec juste raison et avec l'autorité que leur donne l'expérience, sur la valeur de ces eaux dans les affections utérines, suites de couches, les engorgements, les leucorrhées anciennes et rebelles, même les métrites chroniques avec symptômes douloureux.

La détermination active du flux sanguin périodique, sous l'influence des eaux, nous montre, d'un côté, quelle prudence il faut apporter dans la direction des malades qui ont des tendances hémorrhagiques, mais nous révèle en même temps le parti qu'on peut tirer de ces mouvements fluxionnaires, soit pour rétablir le cours d'une fonction de premier ordre dans la vie de la femme, soit pour modifier profondément une circulation lente et inactive dans des tissus engorgés et indurés.

Le traitement de ces maladies est des plus complets : le Rakoczy ou le Pandur pour boisson, les bains du Pandur ou du Soolen, additionnés ou non de Mutterlaüge, les bains de la Saline avec douches et vagues, le jet de la douche s'appliquant au pourtour du bassin, et le flux de la vague pouvant s'adresser à la région périnéale ; les bains de gaz et les douches de gaz dans l'intérieur du vagin. En somme, on met à contribution les agents les plus variés de la balnéothérapie.

Plusieurs dames furent, à ma connaissance, notablement soulagées. Une dame russe, âgée de trente ans, chez qui la marche était devenue difficile par suite d'un engorgement utérin avec déviation et abaissement, se sentait plus ingambe au bout d'un mois de traitement par le Rakoczy et les bains de vagues.

Madame S..., vingt-huit ans, tempérament lymphatique, portait un engorgement utérin sans déviation, elle en était gênée pour marcher ; à la fin de la cure, boissons (Rakoczy et Pandur), bains d'abord tempérés, plus tard, dix-huit bains de Saline et autant de gaz carbonique, elle pouvait faire d'assez longues courses.

Quelques-unes de ces personnes, comme madame de L..., ayant mal supporté ces épreuves, n'eurent point d'amélioration marquée. Un praticien peut-il ignorer, s'il a quelque expérience, que ces sortes de maladies s'accompagnent d'états névropathiques qui se jouent des médications les plus rationnellement instituées ?

Tout ce que nous venons d'exposer nous donne la clef des excellents résultats obtenus dans les affections combinées de l'estomac et de la matrice, coïncidence due aux étroites sympathies physiologiques et morbides qui unissent ces organes.

Ici nous dirons un mot de la stérilité : Kissingen, comme toutes les eaux qui peuvent modifier ou guérir l'utérus et ses annexes, passe pour rendre les femmes fécondes. C'est ainsi que s'exprime le vulgaire, qui ne voit que le fait le plus saillant. Il n'est pas besoin de faire ressortir l'erreur qui attribue à une source thermale une propriété spéciale de cette nature. Oui, Kissingen peut faire cesser la stérilité, mais en rétablissant, par exemple, la fonction menstruelle suspendue, en déterminant la résolution d'un engorgement ovarique ou utérin, et surtout, il faut le dire, en imprimant à la circulation plus d'énergie et à l'innervation plus de tonicité ; car la première condition de fécondité est, après l'état normal des organes générateurs, l'équilibre suffisant des grandes fonctions de l'économie. On pourrait en dire autant d'autres eaux qui, telles que Schwalbach, Saint-Sauveur, passent pour rendre les femmes fécondes.

Quant au pouvoir de guérir l'impuissance chez l'homme, je ne sais s'il est suffisamment justifié ; c'est là d'ailleurs un point très-délicat de vérification. Cependant on ne niera pas l'influence des bains, des douches froides et des bains de gaz sur l'atonie des organes génitaux. Il est certain que l'ensemble des moyens employés augmente le ton du système nerveux, condition indispensable, chez l'homme aussi bien que chez la femme, pour assurer les résultats normaux de l'acte générateur.

Avant de quitter ce sujet, je dirai quelque chose du diabète et de l'albuminurie, que l'on ne sait où placer nosologiquement. M. le docteur Erhard m'a cité un cas de guérison de diabète, et M. le docteur Gatshenberger, un cas de guérison d'albuminurie; les observations ne sont ni assez nombreuses ni assez concluantes pour asseoir un jugement définitif.

B. Maladies de poitrine.

Autant Kissingen est favorable aux maladies abdominales, autant il l'est peu à celles du thorax et de l'encéphale. L'étude des faits physiologiques nous éclaire suffisamment à cet égard. Cependant il est juste d'apporter quelques restrictions à cette donnée générale : ainsi, on a pu traiter avec fruit des catarrhes chroniques des voies aériennes, et des asthmes nerveux ou dépendants d'un embonpoint prononcé.

M. L..., âgé de soixante ans, d'une corpulence exagérée, ayant de la difficulté à marcher un peu vite, et éprouvant même la nuit de véritables accès de suffocation, avait, après cinq semaines de séjour, l'haleine plus longue, et dormait sans étouffements; c'était sa troisième saison, et chaque fois, il avait ressenti du soulagement et du bien-être.

Un monsieur, âgé de quarante ans, d'un embonpoint caractérisé, affecté d'un catarrhe laryngé bénin, et sujet à de l'oppression vers le soir, partit après quatre semaines dans un état de santé parfaite. J'en pourrais citer d'autres qui passèrent par des phases analogues, mais il faut observer que ces individus étaient faiblement atteints du côté des bronches, et que leur dyspnée se rattachait à un degré plus ou moins accusé de polysarcie.

J'ai entendu dire que les tubercules pulmonaires avaient pu quelquefois se prêter à l'usage de ces eaux ; je suis porté à penser le contraire, et à tenir le Rakoczy et les bains de la Saline pour dangereux à toutes les périodes de la phthisie pulmonaire : au début, comme provocateurs d'hémorrhagies, et, plus tard, comme pouvant favoriser la fonte des granulations. Je ne vois qu'un seul mode de médication applicable aux phthisiques, c'est la respiration de l'air des Salines auprès des bâtiments de gradation où l'eau salée se tamise en molécules innombrables.

La contre-indication est formelle dans les maladies organiques du cœur : je tiens du docteur Stohr, qu'un malade atteint d'une affection cardiaque avec emphysème, mourut subitement aux bains de la Saline, après s'être donné imprudemment une douche sur la région thoracique antérieure. Cet exemple devrait servir de leçon aux malades qui ont la folle prétention de se traiter eux-mêmes, ignorant la puissance de l'instrument qu'ils veulent manier.

C. **Maladies du cerveau et du système nerveux.**

Les eaux conviennent moins encore aux maladies du cerveau qu'à celles de la poitrine ; elles trouvent cependant leur opportunité dans quelques névralgies d'origine diathésique, dans certaines névroses, telles que l'hystérie, l'hypochondrie, la mélancolie, où elles paraissent agir, soit en réveillant, soit en régularisant l'action nerveuse ; dans certaines paralysies locales. M. Erhard a bien voulu me communiquer l'observation curieuse de madame de F..., arrivée en juillet 1865, dans un état de surdité presque complet, et partie au bout d'un mois avec un progrès des plus sensibles. Le traitement avait consisté surtout en douches locales de gaz carbonique dans le conduit auditif externe.

Les paralysies pourront être améliorées ou guéries, dans le cas où elles ne reconnaissent point pour origine une lésion matérielle des centres nerveux; par exemple, les paralysies hystériques. Ici le bénéfice de la cure doit être principalement rapporté aux procédés hydrothérapiques du traitement externe. On devra se tenir sur ses gardes, chaque fois qu'on reconnaîtra quelque disposition à la congestion active des centres nerveux. L'état congestif des vaisseaux encéphaliques ne pourra être combattu avec quelque chance de succès, que s'il se rattache à l'atonie générale, ou à la pléthore abdominale, pour emprunter le langage des médecins allemands; hors de là il n'y aurait que dangers et accidents.

D. Maladies générales.

Parmi les maladies générales, nous placerons en première ligne la scrofule, avec ses manifestations et ses degrés divers : scrofule superficielle ou profonde, scrofule cutanée et ganglionnaire, scrofule osseuse et viscérale, je dis viscérale, en ayant soin d'exclure les poumons et le cerveau, et en faisant surtout allusion aux tumeurs ganglionnaires de l'abdomen.

Il faut aux scrofuleux des eaux chlorurées sodiques fortes, et il semblerait, au premier abord, que Kissingen ne présente pas un degré suffisant de minéralisation. Il n'en est rien : les eaux fortes ne sont recherchées que pour l'usage externe; or, il est toujours facile d'atteindre le degré de concentration désiré, avec l'addition des eaux mères. Pour la boisson, les eaux si riches en chlorure de sodium sont à peu près impossibles : l'eau du Soolen est déjà un peu trop salée, ce qui oblige de revenir parfois au Rakoczy, même au Maxbrunnen quand il s'agit des enfants. Les bains fonctionnent comme topiques dans les cas d'ulcères, de caries, et en général de plaies scrofuleuses.

Les bons résultats de ces eaux dans les expressions cutanées de la scrofule, ont pu faire croire qu'elles guérissaient les maladies de la peau, mais elles ne sauraient entrer en concurrence avec les eaux sulfureuses, du moment qu'il s'agit du principe dartreux ou herpétique.

Pour le traitement du rhumatisme, il manque aux eaux de Kissingen une température élevée, élément capital que possèdent d'autres sources salées. On y supplée par la chaleur artificielle, et par la chaleur réactionnelle que donnent les bains de gaz. On a pu de cette façon soulager des névralgies rhumatismales et des douleurs musculaires, ou déterminer le principe morbide vers la périphérie, comme on le fait à l'aide des eaux sulfureuses. Quelques médecins m'ont dit avoir réussi à dissiper certains engorgements articulaires, en empruntant le secours du Mutterlauge. — Des observations récentes sembleraient démontrer que la goutte elle-même, lorsqu'elle se présente sous la forme atonique, ou lorsque le principe arthritique se porte vers les voies digestives, et donne lieu à des manifestations irrégulières, pourrait prendre place à côté du rhumatisme.

Nous croyons devoir mettre ici un point d'interrogation en attendant des expériences plus probantes.

On ne va pas à Kissingen précisément pour la chloro-anémie ; mais parmi les malades affectés de dyspepsie, d'engorgements chroniques de l'utérus, d'hystérie, d'hypochondrie, l'état chloro-anémique est assez commun. La cure lui est plutôt favorable que préjudiciable; cependant les résultats sont loin de pouvoir se comparer à ceux que donnent les eaux où le fer domine, comme Pyrmont, Spa, Schwalbach; et même les stations voisines de Bocklet et de Bruckenaü. De là vient la coutume des médecins de Kissingen, une fois la cure terminée, d'envoyer leurs malades, pendant une ou plusieurs semaines, à une source ferrugineuse. Ce seul fait parle assez haut, et constitue un aveu d'insuffisance au point de vue de la chloro-anémie pure; insuffisance explicable par un double motif: 1° la faible proportion de fer contenue dans le Rakoczy; 2° la purgation incessante due au sel, qui s'oppose à l'assimilation du fer, ou du moins la contrarie singulièrement.

On n'a peut-être pas assez insisté sur ce fait, que dans les eaux chlorurées sodiques fortes, l'action reconstituante du fer est nécessairement atténuée par l'action purgative du sel. Cette assertion est vraie, même sans être appuyée sur les données de l'analyse chimique.

Nous nous sommes expliqué plus haut sur l'inopportunité dans la pléthore générale, nous avons excepté la pléthore locale dite abdominale, dans laquelle le sens du mot pléthore est modifié et dévié de son acception primitive.

Il est un autre genre de pléthore, que quelques auteurs ont désignée sous le nom de graisseuse, qu'on appelle plus volontiers, et à plus juste titre obésité; qui n'est point une maladie, mais plutôt un état général, un mode de la constitution, véritable incommodité, j'ai presque dit infirmité, et qui tombe ainsi dans le domaine de la thérapeutique. La cure de Kissingen, comparée par nous à une sorte d'entraînement, et déterminant une perte de poids sensible, perte que des expériences physiologiques célèbres nous apprennent se faire aux dépens du tissu adipeux, cette cure, dis-je, ne saurait qu'être bien appropriée à l'obésité. Il existe de plus un lien étroit entre la polysarcie, et différentes formes morbides, où nous avons constaté les heureux effets des eaux, telles que l'asthme et la pléthore abdominale. La tendance à l'obésité dominait visiblement l'état pathologique de plusieurs des hôtes de Kissingen : tous ceux-là s'applaudissaient du traitement.

En résumé, les eaux de Kissingen, comme les autres sources minérales, ont été appliquées à un très-grand nombre de maladies, à un plus grand nombre qu'elles n'en sauraient guérir ; car les eaux ne diffèrent en rien des autres médications, dont on cherche toujours à agrandir le cercle d'action thérapeutique ; mais il reste dans le domaine de la réalité pratique assez d'effets puissants sur des maladies très-communes et très-importantes, pour assurer à la station dont j'ai esquissé l'histoire, une place de premier ordre et une réputation des plus brillantes. Personne n'oserait contester l'efficacité de ces eaux dans les maladies du système digestif : dyspepsie, constipation, atonie du canal alimentaire, dans la pléthore et dans les obstructions abdominales, dans les maladies chroniques de matrice, dans quelques névroses, enfin dans la scrofule, l'obésité. — N'est-ce pas un vaste champ d'action bienfaisante, et cela ne suffit-il pas pour justifier la popularité du Rakoczy ?

Revenons en quelques mots sur l'ensemble de ce travail.

Les deux premières parties sont essentiellement descriptives : la première est destinée à faire connaître la station, son importance, ses conditions géographiques et topographiques, les ressources et les distractions qu'elle peut offrir aux étrangers; la deuxième partie traite des eaux, de leurs caractères physiques et chimiques, de l'administration de la boisson et des bains avec toutes leurs variétés. Elle se termine par un tableau rapide de la vie des eaux, suivi d'un exposé de la diététique. Si j'ai insisté sur la valeur du régime, c'est que je le considère comme un point capital, en vue du résultat définitif de la médication thermale. — Que d'insuccès amèrement reprochés aux eaux minérales par les malades, dont l'intempérance et l'hygiène désordonnée devaient être seules mises en cause!

Les deux dernières parties touchent à l'action des eaux sur l'organisme sain ou malade.

Les effets physiologiques ont été l'objet d'une étude plus complète, par cela même que le sujet était plus simple et plus facile. La partie thérapeutique, plus difficile et plus complexe, laisse nécessairement beaucoup à désirer : j'ai pour excuse le temps si court qu'il m'a été possible de consacrer à des observations directes, et je me hâte de renvoyer le lecteur aux savantes publications de mes confrères de Kissingen (1).

(1) Balling, *Die Heilquellen und Bäder zu Kissingen*, 1860. — Il existe une traduction française de cet ouvrage important.

Diruf, *Bad Kissingen*, 1865.

Erhard, *Kissingen, Bocklet und Bruckenau*, 1864.

Plusieurs brochures du docteur Granville (quelques-unes traduites en français).

TABLE DES MATIÈRES

Paris. — Imprimerie de E. MARTINET, rue Mignon, 2.

www.ingramcontent.com/pod-product-compliance
Ingram Content Group UK Ltd.
Pitfield, Milton Keynes, MK11 3LW, UK
UKHW021502260726
13993UKWH00004B/1525